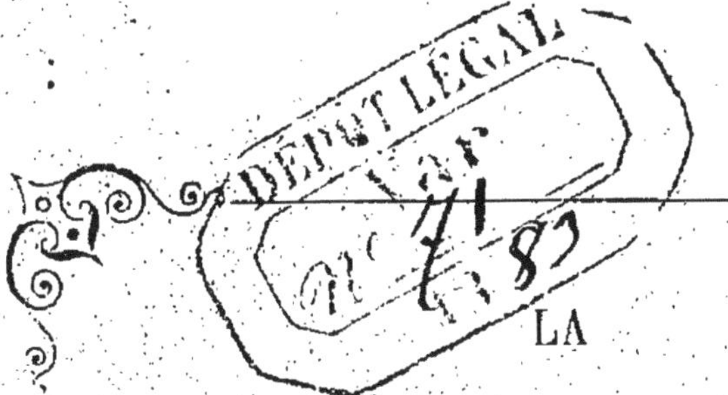

LA SANTÉ DES ENFANTS

PAR

DES PLANTES SIMPLES

et des Substances inoffensives selon l'expérience des familles.

Par Pierre AUDIER,

HERBORISEUR

Suivie d'un nouveau traitement contre les affections nerveuses

Par A. PREIRE,

Herboriste diplômé, de l'Ecole de Médecine et de Pharmacie.

La Lumière n'est pas faite pour
être placée sous un Boisseau.

NOUVEAU TESTAMENT.

LA SANTÉ DES ENFANTS

PAR

DES PLANTES SIMPLES

et des Substances inoffensives selon l'expérience des familles.

Par Pierre AUDIER,

HERBORISEUR

Suivie d'un nouveau traitement contre les affections nerveuses

Par A. PREIRE,

Herboriste diplômé, de l'Ecole de Médecine et de Pharmacie.

La Lumière n'est pas faite pour être placée sous un Boisseau.

NOUVEAU TESTAMENT.

1. — PRÉLIMINAIRE

Si nous jetons un regard sur la statistique, nous voyons qu'il meurt près de la moitié des enfants avant qu'ils n'aient atteint l'âge de cinq ans.

C'est bien cruel pour les familles et pour la société de perdre tant d'enfants à un âge qui n'est pas encore sujet à toutes les maladies qui peuvent attaquer l'homme dans les divers âges de la vie.

Bien de savants ont cherché à connaître la cause de cette énorme mortalité d'enfants. Les uns croient qu'elle se trouve dans la faible constitution des enfants qui ne leur permet pas de résister aux maladies; d'autres croient que la grande mortalité des enfants vient d'un manque de bonnes connaissances dans le monde, pour donner les premiers soins, d'où dépend souvent le succès de la cure. D'autres vont jusqu'à dire que la qualité des substances qui rentrent dans certains médicaments ne serait pas étrangère à cette mortalité.

Je ne veux pas faire la critique ni juger ces diverses opinions; ne voulant pas écrire un volume je dois me résumer et laisser à chacun le soin d'appréciation. Mais je dirai que quelle que soit la cause de ces malheurs il faut les prévenir, et tâcher d'arracher un plus grand nombre d'enfants à la mort prématurée, car les enfants sont l'objet des plus tendres affections de leurs parents, et c'est dans leurs enfants que les pères et mères comptent trouver, dans leur vieillesse, l'appui et la consolation dont ils peuvent avoir besoin.

Dans ces considérations, et pour me rendre utile à la société, j'ai sacrifié de nombreuses années à rechercher dans les plantes simples et dans les substances inoffensives, les vertus naturelles et bienfaisantes pour rétablir la santé aux enfants. Etant parvenu à en trouver plusieurs de très-intéressantes, je viens les faire connaître ici. M'en étant procuré d'autres au sein de familles intelligentes, et après les avoir éprouvées, ou vu éprouver un grand nombre de fois avec succès, je les ai jointes ensemble pour publier leurs vertus dans cette brochure, pour servir aux familles dans des cas où l'art serait impuissant, ou que leurs moyens ne permettraient pas d'y avoir recours, et enfin pour celles que leur état oblige à vivre loin des secours de la science.

En venant ici écrire au profit de la santé des enfants l'on sera surpris de ne pas voir figurer un article spécial pour certaines maladies qui font le plus de victimes parmi les enfants, telles que le croup, l'angine couenneuse, les fièvres typhoïdes, le carreau, etc. A ce propos, je dois faire observer que les maladies des enfants ne sont pas si nombreuses qu'on veut le dire, car j'ai remarqué que bien de ces terribles maladies ne sont que des complications, ou des symptômes d'autres maladies survenues faute de soins ou pour avoir été soignées avec des remèdes contraires ou sans vertu.

Dans les familles qui suivent au début les recettes de cette brochure on ne voit jamais paraître ces terribles maux; voilà pourquoi je n'ai pas fait un article spécial pour ces maladies. En effet si l'on soigne bien un enfant au début d'un rhume et d'un mal de gosier, on ne le verra jamais attaqué de l'angine couenneuse ni du croup. Il en est de même si l'on soigne bien l'enfant contre les maladies vermineuses; on le préservera des fièvres typhoïdes et du carreau.

---

2. — Le Méconium.

Le *méconium* (en vulgaire appelé poix) est la première matière excrémentielle que l'homme rend en venant au monde et la dernière qu'il rend avant de mourir.

Cette matière est de couleur noire et quand l'enfant nouveau-né ne la rend pas il en est malade, et souvent en meurt.

Pour faire rendre le méconium, faites bouillir de la plante appelée nombril de Vénus (*Ombellicus veneris)* en guise de tisane, l'adoucir avec du miel, et en faire prendre une petite cuillerée d'heure en heure à l'enfant, et continuer tant que besoin est. Cette tisane fera sortir le méconium et l'enfant sera arraché à une grave maladie sinon à une mort certaine.

3. — Vers des Enfants.

Les vers qui tourmentent ordinairement les enfants sont de deux qualités, il y a les *lombrics*, qui ressemblent aux vers de terre, et les *ascarides* vermiculaires qui ressemblent aux petits vers qui rongent le fromage.

Les lombrics sont logés dans le ventre et quand ils remontent vers le gosier les enfants sont indisposés.

Quand les enfants sont malades des vers lombrics, la fièvre les prend, ils se frottent le nez, le tour des yeux devient bleuâtre, leur haleine devient fétide, leurs excréments répandent une odeur nauséabonde, et ont souvent une diarrhée verdâtre. Si des bons soins ne leur sont pas portés, le ventre grossit, ou se serre; de là s'ensuit souvent le carreau, les fièvres typhoïdes et autres maladies graves qui conduisent l'enfant au trépas.

Les vers ascarides vermiculaires sont logés en grand nombre au fondement, y donnent de fortes démangeaisons et peuvent causer comme les lombrics l'inflammation des entrailles et du péritoine et de là s'ensuivre d'autres graves complications.

4. — Recette contre les Lombrics.

1° Faites bouillir dans deux verres d'eau trois radicelles de fougère mâle coupées à petits morceaux et réduire à un verre. Cette tisane prendra la couleur rouge du vin mêlé d'eau, faites-la boire sucrée et bien chaude à l'enfant et le répéter deux fois.

2° Ensuite frottez-le d'essence de lavande, ou de celle d'aspic, à toutes les jointures des membres, aux creux des mains, aux pouls, sur le nœud du ventre, au creux de l'estomac et sous le nez, mais légèrement.

3° Si l'enfant a une forte fièvre frottez-le d'eau sédative Raspail aux poignets et au mince des jambes et quand même l'enfant serait dans un grand assoupissement et une grande chaleur, vous le verrez bientôt rétabli en faisant ceci ; le répéter au besoin.

5. — Recette contre les Ascarides vermiculaires.

Faites un bouillon avec trois gousses d'ail, une pincée de menthe, du sel, du poivre et d'huile, faites prendre au malade deux ou trois bouillons ainsi faits dans la journée, pendant un jour ou deux et vous ferez sortir au dehors tous les vers ascarides logés au fondement.

Ce bouillon fait le même effet aux grandes personnes qu'aux enfants.

6. — Recette contre le Ballonnement du ventre.

Quand les enfants ont le ventre tendu et ballonné faites fricasser, dans un poëlon, de la sciure de bois, dans de bon vinaigre fait de vin, pour un cataplasme; l'appliquer sur le ventre le renouveler soir et matin, continuer deux ou trois jours et le ventre se ramollira.

7. — Recette contre la Diarrhée et la Dyssenterie des Enfants.

Faites brûler du riz de la manière que l'on fait brûler le café; ensuite faites de la tisane de ce riz brûlé, que vous ferez prendre sucrée et à volonté à l'enfant pendant quelques jours, la diarrhée et la dyssenterie s'arrêteront.

Autre recette contre les mêmes maladies.

Faites boire à l'enfant trois ou quatre fois par jour de la tisane de renouée, de gallion, de piloselle mêlées ensemble.

Contre la Constipation

Faites manger à l'enfant des pommes bouillies ou cuites autrement, et le matin trempez une tranche de pain dans l'huile, faites-là bien rôtir après et faites en manger une tranche chaque matin à l'enfant. Son ventre lâchera.

8. — Recette contre les Coliques des Enfants.

Faites leur prendre de la tisane sucrée faite avec d'herbe appelée renouée, ou centinode, ou trainasse ; quelques cuillerées de cette tisane suffisent pour calmer les coliques ou maux de ventre quand les enfants sont fort jeunes. S'ils s'ont déjà d'un certain âge on en donne davantage.

9. — Recette contre les Hernies des Enfants.

L'*Hernie* vien t aux jeunes enfants à la suite de fortes toux ou de pleurs forcés.

Faites rentrer l'hernie et appliquez-y un petit emplâtre fait avec de la poix que l'on fait tomber par gouttes sur du calicot. Ensuite faites boire à l'enfant, trois ou quatre fois par jour, des décoctions sucrées de pois chiches ou pointus que l'on aura fait torréfier et pilé comme le café.

Il y a des gens qui font rentrer l'hernie, ensuite la fomentent plusieurs fois le jour avec d'eau-de-vie savonnée, mêlée avec du miel.

10. — Recette contre la sortie du Boyau.

On entend par la sortie du boyau, le renversement du rectum qui fait saillie au dehors en forme de fuseau, soit à la suite d'une inflammation ou d'un relâchement des intestins.

Il ne faut jamais toucher le boyau sorti avec la main sans l'avoir graissée d'huile ou de sein doux, de crainte qu'il ne se produise de petits ulcères et qu'il s'enflamme davantage, ce qui le rend plus difficile à rentrer. Pour avoir négligé ces précautions plusieurs enfants en sont morts.

Quand le boyau est sorti à un enfant, on le couche sur les genoux, le dos en l'air, ayant les doigts huilés, on appui les deux pouces sur les hanches de l'enfant et on pousse vers le boyau en appuyant sans le toucher. En répétant ainsi ces passes il rentrera.

Si l'inflammation est trop forte faites prendre de fumigations de feuilles et tiges de chêne blanc, bouillies dans l'eau. C'est le meilleur moyen connu pour faire rentrer promptement le boyau.

11. — Recette contre le mal de gosier, Croup, Angine, etc.

Le gosier des enfants est tellement sensible et prédisposé aux inflammations, qu'il suffit souvent de quelques pleurs forcés, d'un rhume, de la respiration d'un air froid ou d'une boisson froide pour y développer une grave inflammation que l'art désigne sous différents noms selon le siége qu'elle occupe, tels que *Pharingite*, *Laryngite*, *Amigdaline*. Celles-ci n'étant pas bien et promptement soignées peuvent conduire à l'angine couenneuse et au croup.

Mais n'importe le siége du mal de gosier et quel que soit le nom qu'on lui donne, c'est toujours une inflammation qu'il faut dissiper afin d'éviter que l'un des symptômes ou complications à noms effrayants ne viennent pas s'y joindre.

Dès que votre enfant souffre du gosier sans vous soucier du nom de la maladie ni de son siége, mettez du sel dans un verre d'eau fraîche autant que l'eau pourra en fondre, trempez un foulard dans cette eau fortement salée, entourez le cou, mouillez de nouveau quand il est sec ; continuez ainsi vingt-quatre heures au besoin.

Prenez des gargarismes à l'eau salée et vinaigrée, buvez de la tisane de séneçon à volonté ; même mettez des cataplasmes de séneçon bouilli autour du cou. Ou bien placez un thapsia coupé en trois bandes au cou, au-dessous du menton qui, dans un jour ou deux fera sortir de petits boutons. Quand le thapsia sera tombé, tenez-y une feuille de chou ou de poirée pour le faire suinter et en trois jours vous dissiperez les maux de gosier les plus rebelles, ni le croup et ni l'angine couenneuse n'attaqueront votre enfant. Si cependant, pour s'en être pris trop tard, le croup s'était déjà déclaré à la suite de l'angine couenneuse qui n'est qu'une inflammation du gosier dans un degré plus avancé, faites vomir vos enfants soit à l'aide de l'ipécacuana, du vin et huile, ou en enfonçant la barbe d'une plume dans le gosier contre le croup, faites boire d'eau où on a fait tremper du soufre, à la dose d'une cuillerée d'heure en heure et plus souvent s'il est nécessaire.

Dans les pays où les mères de famille soignent leurs enfants de cette manière on n'a jamais vu mourir des enfants du mal de gosier, ni de l'angine couenneuse, ni du croup.

12. — Recette contre la sortie douloureuse des dents des Enfants.

A l'époque de la dentition des enfants on les voit très souvent dépérir à la suite des souffrances nerveuses que la sortie leur cause, toutes les mères savent que c'est un mauvais passage pour leurs enfants, surtout à la sortie des canines, quand elle a lieu en été. Très souvent la diarrhée les prend et les affaiblit, la fièvre les consume à tel point que certains en meurent. L'art médical aujourd'hui pratique l'incision des gencives pour faciliter la sortie des dents, mais bien des mères au cœur plein de tendresse pour leurs chers enfants refusent de les soumettre à cette opération peu humaine.

Pour éviter aux enfants toute souffrance au moment de la dentition, les mères qui le savent frottent les gencives de leurs enfants trois ou quatre fois en deux jours avec le doigt graissé de cervelle de lapin, mais la cervelle de lièvre est préférable et les enfants ainsi frottés font leurs dents sans aucune douleur et souvent sans s'en apercevoir.

13. — Recette contre l'Insolation ou Coup de Soleil des Enfants et des Adultes.

Quand les enfants sont portés au soleil ou qu'ils commencent à courir seuls, très souvent ils se découvrent, alors les rayons pénètrent au cerveau, la fièvre les prend, au début elle est plus forte le jour que la nuit, surtout vers l'heure qu'il a été atteint. L'enfant vomit ou a des envies de vomir, il perd l'appétit; au bout de quelques jours, quand l'insolation est forte, le malade est aussi mal le jour que la nuit, le mal de tête augmente ainsi que la fièvre, le sang se congestionne au cerveau et le malade meurt dans d'atroces souffrances, et souvent ceux qui ne connaissent pas l'insolation croient que le malade a succombé à une fièvre cérébrale ou typhoïde.

Pour dissiper l'insolation remplissez un verre d'eau bien fraîche, couvrez-le d'un linge pour éviter que l'eau ne verse, renversez-le sur la tête et tenez-le pendant une heure, appuyé, afin que l'eau ne verse pas trop et l'insolation sera dissipée.

Si on le place de façon que le verre soit exposé au soleil l'effet se fera plus promptement sentir.

Pour les enfants qui remuent souvent il est préférable de se servir d'une bouteille à large goulot.

Ceux qui ne connaissent pas cette manière de dissipper l'insolation trouveront qu'il est bien simple, peu coûteux et promptement fait, d'arracher une personne à la souffrance et même, en bien des cas, à une mort certaine.

14. — Recette contre la déviation de la taille ou Estomac baissé *(mot vulgaire)*.

L'estomac étant le principal organe de la digestion il ne peut être trop tendu ou relâché, porté en avant ou en arrière, sans que la personne ait sa santé gravement compromise. Cette maladie est toujours accidentelle et causée par un effort ou une secousse. Les hommes y sont sujets comme les femmes et les enfants.

Quand une personne est atteinte de cette maladie elle a des envies de vomir ou elle vomit tout ce qu'elle mange; en deux ou trois jours elle perd l'appétit, et en peu de temps elle ne peut plus prendre aucune nourriture, elle ne fait plus que boire, la fièvre saisit le malade; elle est régulière et augmente sensiblement; très souvent le malade ressent une douleur plus ou moins forte, tantôt dans les reins, dans le ventre, dans la poitrine et même dans l'épaule, mais cette douleur n'occupe qu'un seul point, elle change quelques fois, mais rarement.

Enfin le malade tombe dans un grand assoupissement et entre vingt et quarante jours le malade meurt d'inanition. Parfois le sang monte à la tête et on croit aux fièvres cérébrales ou aux typhoïdes cependant au début ce n'était que cette maladie qu'on appelle vulgairement *estomac-baissé.*

Quand on voit les symptômes susdits chez un malade, pour s'assurer si l'estomac est *baissé*, prenez un roseau d'une coudée de long, partagez-le en forme de compas, placez une pointe dans le creux de l'estomac du malade découvert, relevez l'autre pointe, tenez le compas en équerre et baissez la pointe droite, si elle est retenue par la poitrine l'estomac est *baissé*, et si elle se couche sans obstacle sur l'autre branche du compas l'estomac n'est pas *baissé.*

L'estomac peut se baisser en avant comme en arrière, mais les signes sont à peu près les mêmes et les soins aussi ; seulement le malade est courbé en avant si l'estomac est baissé en arrière et il est courbé ou plié en arrière si l'estomac est baissé en avant.

Quand on reconnaît aux symptômes et mieux encore en mesurant avec le compas, que l'estomac est baissé il faut serrer le ventre avec une ceinture à la manière que l'on maillotte les enfants, à partir des hanches jusqu'aux côtes, et prendre deux ou trois verres de tisane de feuilles d'oranger chaque jour, et en quelques jours l'estomac sera relevé à son point normal; ce que l'on reconnaîtra en mesurant avec le compas susdit quand la branche droite en la pliant se couchera, sans obstacle, sur celle que l'on appuie dans le creux de l'estomac étant placée en équerre.

L'emploi de cette recette est essentielle pour ramener la santé dans ce cas, car cette maladie fait autant de victimes qu'il y a des cas négligés. Cette recette n'a pu être remplacée, jusqu'à ce jour, que par l'iatrophysique?

15. — Recettes contre les Teignes, Croûtes, Humeurs à la tête et à la figure des Enfants.

Quand les humeurs dominent dans le corps d'un enfant il lui sort des boutons à la tête, à la figure ou sur d'autres parties du corps qui lui démangent, l'obligent à se gratter; il se forme alors des croûtes d'où les humeurs découlent pour engendrer d'autres croûtes partout où elles ont passé.

A ces maladies il ne faut pas appliquer des soins

externes sans purger le malade, de crainte qu'en arrêtant l'humeur elle ne se porte sur un organe essentiel à la vie.

Contre les teignes et les croûtes à la tête il faut raser les cheveux, bâtir les plaies avec de l'argile ou de la terre glaise et en remettre de fraîche à mesure qu'elle sèche, c'est-à-dire la renouveller plusieurs fois le jour, ou coudre des feuilles de citronnier sur du papier et les appliquer en forme de calotte. Continuez l'un ou l'autre remède pendant quinze jours ou plus s'il est besoin, ayez soin de purger souvent ou de faire prendre une tisane d'angure de lin quatre matins par semaine; répétez vingt jours ou plus si c'est nécessaire.

Pour la *rasquette* à la figure il faut seulement faire prendre pendant quatre matins par semaine et à jeûn de la tisane d'angure de lin, et en continuant de vingt à trente jours vous purgerez les humeurs et la figure deviendra propre sûrement.

C'est une grande imprudence de laisser trop longtemps les enfants attaqués des humeurs sans les débarrasser car les humeurs non-seulement sont désagréables à la vue, mais elles répandent une odeur très désagréable et pourraient se porter vers les oreilles et rendre l'enfant sourd, ou se porter vers les yeux et le rendre aveugle ou lui causer d'autres graves maladies.

16. — Recette contre le Rachitisme, Nouure, faiblesse des reins des Enfants.

On ne peut guère expliquer la cause de ces maladies, sans s'exposer à se tromper, cependant on a lieu de croire que la matière plastique du sang, lorsqu'elle se trouve en trop grande quantité dans le corps, n'y est pas étrangère.

Ces maladies attaquent ordinairement les enfants vers la fin de la première année, le buste, la tête grossissent, les jambes deviennent faibles, les reins ne peuvent plus soutenir le poids du corps, les chevilles et les poignets se nouent, les jambes se tordent et restent minces, l'enfant quoique ne pouvant pas marcher est très intelligent et demeure ainsi jusqu'à l'âge de trois ans ou de sept ans, époque à laquelle il se dénoue, mais très souvent les souffrances qu'il endure en se dénouant ne lui permettent pas d'y survivre.

Faites bouillir une poignée de tiges et feuilles d'arbousier dans deux litres d'eau, faites réduire à moitié, mettez cette décoction dans une bouteille d'un litre pour vous en servir ainsi.

Frottez une fois par jour le mince des jambes, les genoux et sur les reins de l'enfant avec cette décoction, faites-lui boire de cette décoction sucrée quatre matins par semaine et à jeûn, la quantité d'un verre à liqueur. Dans un mois environ vous verrez votre enfant raffermi, mais quand l'enfant est devenu ferme il faut cesser l'usage de cette décoction.

17.— Recette contre les Scrofules, Ulcères scrofuleux, Humeurs froides des Enfants.

Les scrofules ou tumeurs froides sont des amas d'apostème qui varient en volume depuis la grosseur d'une noix à celle d'un œuf, elles viennent souvent au cou ou aux articulations, elles sont dures à mûrir et à cause du temps qu'il faut pour les faire suppurer, elles sont plus longues à cicatriser que d'autres plaies, elles laissent généralement après elles des cicatrices qui ne disparaissent jamais.

Il y a des enfants scrofuleux qui ont des scrofules presque toutes les années jusqu'à l'âge de vingt à vingt-cinq ans mais à part cela ils sont rarement malades.

Quand une scrofule pousse sa tumeur, pour la faire disparaître sans la faire percer, il faut piler dans un mortier du souci dit Marguerite (Caltha), avec un peu de vin blanc en quantité suffisante pour un cataplasme, l'appliquer sur la tumeur et le renouveller soir et matin, il faut aussi faire boire de la tisane de cette plante au malade.

Ensuite faites-lui prendre quatre soirs par semaine, le soir en se couchant un verre de décoction de follicule ou de feuilles de séné qui provoque le lendemain trois ou quatre selles.

Les ulcères scrofuleux sont les plaies qui restent quand la tumeur scrofuleuse a percé; ces plaies sont plus longues à guérir que les blessures et on ne doit pas chercher à les faire sécher trop promptement, de crainte que la matière se porte sur d'autres parties du corps.

On doit panser les ulcères scrofuleux tout simplement en y appliquant dessus des feuilles de plantain graissées avec du saindoux. Ensuite purger comme il est dit ci-dessus et prendre quatre ou cinq fois par semaine, le matin à jeûn, un verre de tisane de garance sauvage.

De tous ceux à qui j'ai vu suivre ce traitement contre les tumeurs scrofuleuses et ulcères scrofuleux, personne n'est resté estropié.

Pour les tumeurs froides on doit essayer de les faire dissipper par le même moyen que les scrofules, à défaut les faire mûrir et percer avec de cataplasmes de morelle cuite dans du lait, ensuite les faire suppurer comme les ulcères scrofuleux; purger et prendre la tisane de même.

18. — Recette contre les Aphtes ou petits Ulcères de la langue et du palais.

Les petits ulcères de la langue et du palais sont des petits boutons blancs toujours très nombreux, produits par une inflammation sans doute. Ces ulcères sans être une maladie fort dangereuse, n'en gênent pas moins pour prendre une nourriture solide ; il faut les dissiper au plus tôt, car si on les laisse suivre leur cours ils durent souvent de quarante à cinquante jours, et cet état ne saurait se prolonger trop longtemps sans exposer le malade à d'autres complications plus graves.

Ces petits ulcères se dissipent promptement en donnant trois fois par jour une cuillerée à café de vin de mûres aux enfants et une cuillerée à bouche aux grandes personnes.

Les adultes peuvent faire disparaître ces ulcères, en mangeant des mûres, ou en mâchant à jeûn plusieurs feuilles d'olivâtre et cela plusieurs jours de suite, ou en se gargarisant d'eau où on a éteint un charbon de bois allumé.

En suivant les méthodes indiquées ci-dessus ces ulcères disparaissent en deux jours.

19. — Recette contre les Coupures des cuisses des Enfants.

Les enfants très gras sont sujets à avoir des coupures aux plis des cuisses, ce qui les fait horriblement souffrir quand ces coupures sont mouillées par l'urine de l'enfant.

Contre ces coupures il faut tenir l'enfant au sec et saupoudrer ces coupures avec de vermoulure de vieilles poutres de pin ou de sapin et en peu de temps l'on voit cicatriser le mal.

20. Recette contre les Fièvres hectiques après maladies.

Il arrive assez souvent qu'après avoir été guéris d'une maladie quelconque il reste, aux enfants, une petite fièvre hectique qui les empêche de revenir complètement à la santé, cette fièvre est irrégulière, tantôt plus forte, tantôt moins forte.

Pour guérir cette fièvre faites boire trois fois par jour de la tisane sucrée de trêfle incarnat, une fois à jeûn, une fois vers dix heures et la troisième fois dans l'après-midi.

Selon l'âge de l'enfant on lui en donne une quantité plus ou moins grande. Aux adultes la dose est un verre, mais plus chargée.

»

TABLE DES MATIÈRES

17. Recettes contre les Scrofules, Ulcères scrofuleux, Humeurs froides des Enfants.
18. Recette contre les Aphtes ou petits ulcères de la langue et du palais.
19. Recette contre les Coupures des cuisses des Enfants.
20. Recette contre les Fièvres hectiques après maladies.

NOUVEAU TRAITEMENT

Rapide et assuré

des Névralgies, Gastrites, Gastralgies, Coliques venteuses, Indigestions, Faiblesses d'estomac, Aigreurs ou Acides, Renvois nauséabondes, Dégoût, Vapeurs, Maux de cœur et toutes Maladies nerveuses de l'estomac.

Par le Thé anti-gastralgique de A. PREIRE

HERBORISTE DIPLOMÉ

de l'Ecole de Médecine et de Pharmacie, membre de l'Académie Nationale et Manufacturière (Paris) et de plusieurs Sociétés savantes.

Parmi les remèdes anti-gastralgiques employés avec succès jusqu'à ce jour, nous devons signaler à l'attention du public une combinaison de plantes médicinales indigènes, qui, par leurs propriétés anti-nerveuses, anti-venteuses, etc., constituent ensemble un remède infaillible pour la guérison radicale des affections ci-dessus nommées.

M. A. PREIRE, n'a obtenu ce résultat qu'après de longues études sur la matière et de nombreuses expériences faites pendant plusieurs années.

On le prend après chaque repas en guise de thé, pour les mauvaises digestions, renvois et dégoût, pour les autres cas on en prend un demi-verre toutes les heures.

MODE D'EMPLOI : Chaque boîte renferme une petite mesure qui est la dose pour un verre d'eau ; après dix minutes d'ébullition on boit bien chaud et sucré après chaque repas ou dans le courant de la journée, suivant le cas.

On trouve le **Thé anti-gastralgique** chez l'inventeur **A. PREIRE**, herboriste à TOULON (Var), rue des Boucheries, 27.

Prix de la boîte **1** *franc* **25**.

Les six boîtes **6** *francs.*

On expédie *franco* dans toute la France contre un mandat-poste, sur demande faite à l'inventeur.

La Santé des Enfants.............. .. 2 fr.

La Santé des Femmes................ 2 fr.

Découverte contre la Surdité ou indications pour rétablir l'ouïe.......... 3 fr.

Dépôt chez l'Auteur :

Pierre AUDIER,

Herboriseur

7, Place Massillon, 7

à HYÈRES (Var).

HYÈRES. — TYPOGRAPHIE ET LITHOGRAPHIE SOUCHON.

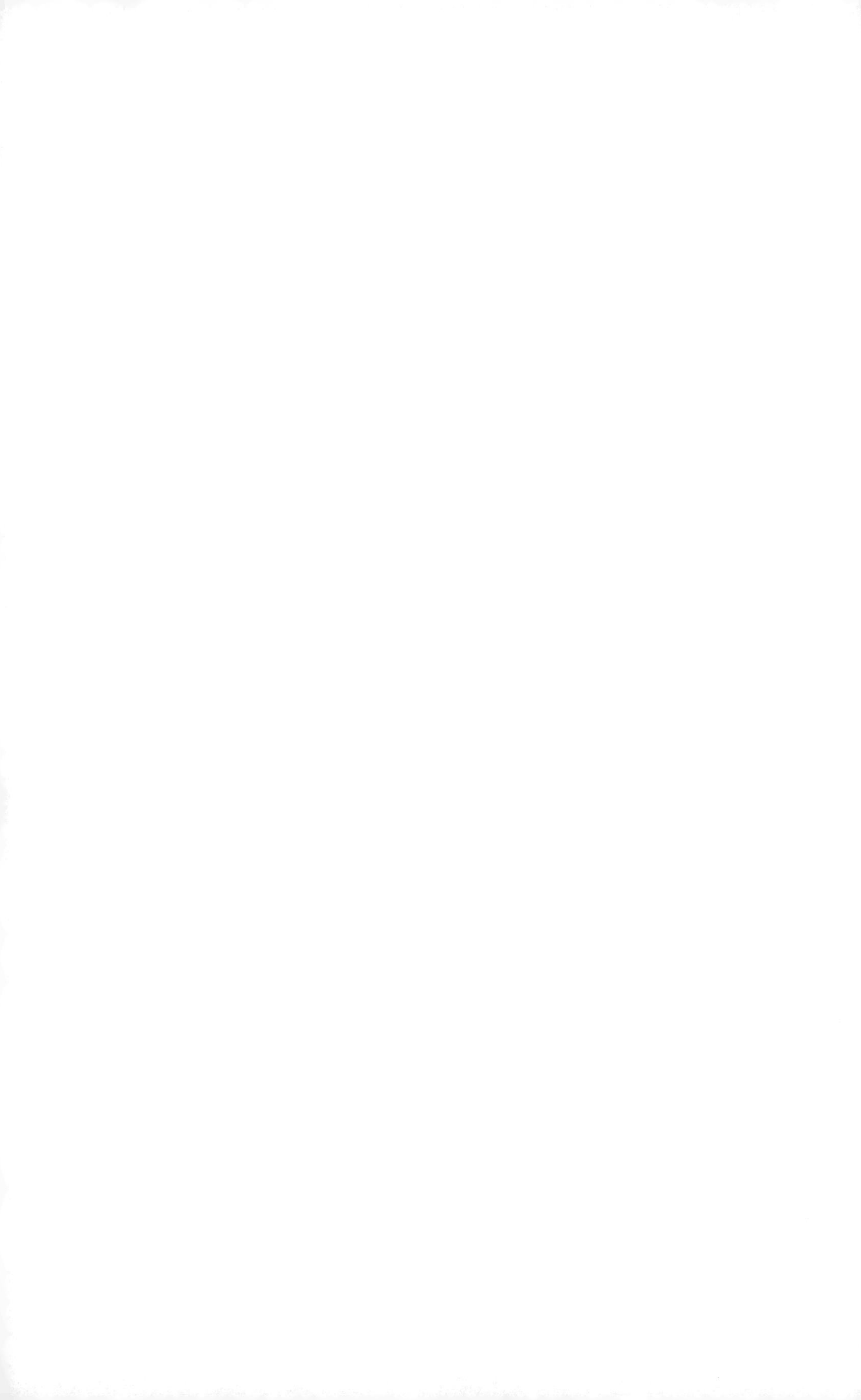

www.ingramcontent.com/pod-product-compliance
Ingram Content Group UK Ltd.
Pitfield, Milton Keynes, MK11 3LW, UK
UKHW020523230726
13925UKWH00005B/2220

9 782014 051735